DES

LÉSIONS TRAUMATIQUES

DE LA

MOELLE DE L'ÉPINE

CONSIDÉRÉES

SOUS LE RAPPORT DE LEUR INFLUENCE

SUR LES FONCTIONS DES ORGANES GÉNITO-URINAIRES ;

PAR M. SÉGALAS.

LU À L'ACADÉMIE ROYALE DE MÉDECINE

le 27 août et le 23 septembre 1844.

PARIS,

IMPRIMERIE DE BOURGOGNE ET MARTINET,

RUE JACOB, 30.

1844.

DES LÉSIONS TRAUMATIQUES

DE

LA MOELLE DE L'ÉPINE,

CONSIDÉRÉES SOUS LE RAPPORT
DE LEUR INFLUENCE SUR LES FONCTIONS DES ORGANES
GÉNITO—URINAIRES.

———

La partie chimique de ce travail a été faite en commun avec
M. le docteur Favre.

Deux de mes confrères ayant demandé mon concours pour les soins qu'ils donnaient à des malades atteints d'affections graves des voies urinaires, par suite de la lésion traumatique de la moelle de l'épine, j'ai pu observer de près et longtemps les principaux effets de cette lésion, et je n'ai pas tardé à penser que les idées reçues sur quelques uns d'entre eux sont erronées, et par cela même d'une application dangereuse dans la pratique. Dès lors je me suis empressé de recourir à un moyen d'investigation qui à une autre époque m'était assez familier, à l'expérimentation sur les animaux vivants, et j'y ai trouvé de nouveaux arguments en faveur de ma manière de voir.

De là le travail que j'ai l'honneur de soumettre à l'Académie, travail qui n'est autre chose que l'exposé des observations que j'ai recueillies, des expériences que j'ai faites,

de quelques autres expériences que j'ai analysées, et des conclusions que j'ai cru pouvoir en tirer.

Voici d'abord les deux faits de chirurgie. On me permettra, j'espère, de les présenter avec quelques détails, eu égard à leur importance. Presque toujours incurables en elles-mêmes, les lésions traumatiques de la moelle de l'épine ont ordinairement pour conséquence immédiate la paralysie de la moitié inférieure du corps, pour résultat final la mort, et pour effets secondaires des infirmités qui rendent la vie à charge (1); or, ici les deux blessés vivent encore, quoique leur accident date déjà de plusieurs années, et les conditions de leur existence sont telles, qu'ils se sentent heureux de vivre.

PREMIÈRE OBSERVATION.

Le 8 juillet 1839, un cordonnier appelé Lamarre, petit homme de quarante-trois ans, tombe dans une cave à Saint-Denis. On le relève sans connaissance. Le lendemain, il est ramené chez lui, à Paris, et il y est bientôt visité par son médecin ordinaire, M. le docteur Leroux, de Rennes, qui constate une paralysie complète des extrémités inférieures, avec absence de toute sensibilité jusqu'au nombril. Les apophyses des cinquième et sixième vertèbres dorsales sont sail-

(1) M. Brachet termine ainsi une observation de paralysie par lésion traumatique de la moelle de l'épine qu'il a recueillie à l'Hôtel-Dieu, dans les salles de Dupuytren : « Il est inutile de dire que les soins les » plus savamment indiqués ne purent soustraire ce malheureux au sort » qui l'attendait; ils ne purent que prolonger sa pénible existence pen-» dant plus d'un mois. »

lantes. Il y a rétention des matières stercorales et rétention des urines; il y a en même temps de fortes érections, sans que le malade en ait la conscience.

M. Leroux s'empresse de remplir les premières indications : la vessie et le rectum sont vidés mécaniquement ; une saignée est pratiquée ; la diète, une boisson délayante, et divers autres moyens sont conseillés, dans le but de prévenir l'inflammation de la moelle, et de parer autant que possible aux conséquences habituelles de ces sortes de blessures.

Appelé en consultation près de ce malade, le troisième jour de l'accident, je vérifiai les faits observés par M. Leroux, et je m'assurai avec lui que les urines offraient les conditions normales, au moins sous le rapport physique. Nous reconnûmes en outre que l'érection était augmentée d'intensité pendant la durée du cathétérisme.

Cette circonstance nous détermina à n'introduire la sonde qu'à certains intervalles, et à ne la laisser en place que le temps nécessaire à l'évacuation des urines. Nous connaissions d'ailleurs une remarque de Dupuytren souvent citée, savoir : que les sondes se chargent très promptement d'incrustations chez les malades atteints de paraplégie traumatique, et j'étais porté à croire que cet effet avait pour cause le catarrhe provoqué par le séjour prolongé des sondes dans la vessie.

C'est probablement à cette précaution de retirer la sonde sitôt après la sortie des urines, que nous dûmes de trouver celles-ci parfaitement normales une quinzaine de jours après, dans un examen fait au microscope avec M. le docteur Donné, et de les maintenir telles pendant tout le temps que j'ai suivi le blessé, c'est-à-dire pendant six semaines entières.

Quand je cessai de le voir, les effets immédiats de la lésion première étaient les mêmes, mais il s'y joignait déjà une escarre gangréneuse à la partie postérieure du sacrum. A peu de jours de là, l'escarre avait fait place à une plaie, et bientôt celle-ci se trouva large et profonde, sans que, bien entendu, le malade y ressentît la moindre douleur. C'est alors que M. Leroux, dont le dévouement près de ce malade a été au-dessus de tout éloge, conçut l'idée de le suspendre, à l'aide d'un corset et de courroies, de manière à soustraire le sacrum et les parties voisines à l'action destructive de la compression. L'appareil imaginé dans ce but répondit parfaitement à l'attente de l'auteur : la plaie prit d'abord un bon aspect; puis elle diminua peu à peu de largeur, et finit par se cicatriser tout-à-fait.

Après quinze mois de traitement, Lamarre, n'ayant plus besoin de soins chirurgicaux, prit, le parti de se retirer à la campagne, et il y habite depuis.

Au moment de son départ, les urines étaient retenues, ainsi que les matières stercorales; mais les érections avaient beaucoup diminué d'intensité et de fréquence, et n'avaient guère lieu que sous l'influence de la sonde. Du reste, la paralysie avait persisté en son entier.

Aujourd'hui, d'après le bulletin qui m'est transmis par M. Leroux, ce malade est dans l'état suivant : l'immobilité et l'insensibilité des extrémités inférieures sont complètes; ces parties éprouvent de temps en temps comme des secousses électriques qui les font sauter, sans qu'il y ait d'autre sensation que celle d'un tremblement dans le ventre. Les matières fécales sont toujours retenues; mais il y a une sorte d'incontinence d'urine. Il y a d'ailleurs un grand embonpoint auquel participent les parties paralysées. Les érections ont disparu, et pourtant, dit M. Leroux, le joyeux infirme est assiégé de désirs vénériens.

SECONDE OBSERVATION.

En mai 1840, un bijoutier, âgé de trente-sept ans, M. T...., monte sur un arbre, perd l'équilibre, et tombe d'une hauteur de 20 à 25 pieds. La chute a lieu sur les reins. A l'instant même des fourmillements se font sentir dans le ventre et dans les membres inférieurs; et quand le blessé veut se relever, il se trouve dans l'impossibilité de le faire: la moitié inférieure du corps est frappée de paralysie.

Une saignée est pratiquée, puis le blessé est ramené de Saint-Maur à Paris en bateau. On ne remarque aucune trace de contusions extérieures, aucun signe de fracture à la région lombaire, non plus qu'à la région dorsale. Il semble qu'il y ait eu seulement commotion de la moelle épinière.

Cependant le besoin d'uriner cesse de se faire sentir; le soir, la vessie est distendue; il faut la vider avec la sonde. Les évacuations alvines doivent, à leur tour, être provoquées par des purgatifs.

Les saignées locales, les bains généraux et les frictions stimulantes sont successivement mis en usage; mais ils restent sans effet. L'application répétée des moxas n'a pas plus de succès. Six mois après la chute, le malade n'a encore recouvré ni le sentiment ni le mouvement de ses membres inférieurs; les jambes et les pieds, œdématiés, conservent à peine de la chaleur ; on peut pincer ces parties impunément, et leur insensibilité est telle, que le gros orteil gauche a été brûlé profondément par un fer trop chaud sans qu'il y ait eu aucune douleur. Une escarre, développée au sacrum quinze jours après l'accident, a laissé dans cette région une plaie qui n'est pas encore guérie. La vessie est toujours paralysée, et l'on n'a pas cessé d'y maintenir à demeure une sonde qui est changée seulement tous les dix à quinze jours. A l'impossibilité de rendre l'urine s'est jointe une altération du liquide lui-même ; resté à l'état normal pendant les trois premiers mois de la maladie, il est devenu ensuite catarrhal, et le dépôt a augmenté graduellement. Les sondes se couvrent de concrétions phosphatiques.

Appelé à cette époque, M. le docteur Gratiot combat la paralysie de la vessie par la teinture de cantharides, et celle des membres par la strychnine. Dix à douze jours après, les urines s'échappent autour de la sonde ; celle-ci est retirée, et dès lors le malade urine sans le secours de cet instrument. Mais à la rétention d'urine succède tout aussitôt une incontinence d'urine. D'un autre côté, la sensibilité se réveille, d'abord vers la partie supérieure des cuisses, puis sur les genoux, les jambes et les pieds. Au bout de quelques semaines, le malade commence à remuer ses membres, puis à les soulever, et il arrive enfin à pouvoir marcher avec des béquilles. L'enflure des jambes et des pieds diminue par degrés, et la chaleur s'y rétablit en même temps.

Les choses en étaient là quand, l'année dernière, je fus mandé près de ce malade, afin de remédier, s'il était possible, au désordre des fonctions urinaires.

Dès la première visite, l'exploration me fit reconnaître la présence d'une grosse pierre dans la portion prostatique de l'urètre. Je procédai, en conséquence, à la lithotritie avec mon brise-pierre urétral. Je retirai, en plusieurs séances, une grande quantité de détritus de nature phosphatique. Le corps étranger était enchâtonné à la partie supérieure du canal.

Aujourd'hui et depúis longtemps, la partie de l'urètre qui était occupée par la pierre en est entièrement débarrassée, et l'on ne trouve rien dans la vessie : cependant l'incontinence persiste ; le malade a seulement un peu plus la conscience de passage de l'urine, et il peut en conserver parfois une certaine quantité dans la vessie. L'état général est resté le même.

Quant aux fonctions génitales, voici ce que nous avons appris sur elles : les érections se sont manifestées peu de jours après l'accident, mais ni fréquentes ni incommodes ; elles sont plus fréquentes maintenant ; le malade peut accomplir l'acte sexuel, et il perçoit la sensation qui l'accompagne ordinairement. Il assure qu'il n'y a point d'éjaculation. Les testicules ont conservé leur volume normal.

Du reste, à part la paralysie, affection pour ainsi dire locale, M. T.... se trouve, sous le rapport physique et moral, dans les conditions les plus satisfaisantes.

Tels sont les deux faits de lésion traumatique de la moelle de l'épine que j'ai eu occasion d'observer.

On voit que dans l'un et dans l'autre la rétention d'urine a suivi immédiatement la lésion de la moelle ; l'incontinence d'urine est venue ensuite, mais tardivement. Dans les deux cas, les urines sont restées longtemps belles ; et si elles ont fini par devenir catarrhales, ce n'est qu'après un long usage de la sonde à demeure.

Chez l'un des malades, il s'est formé avec le temps une pierre phosphatique : c'est chez celui qui a porté la sonde. Chez l'autre, il n'y a jusqu'à présent aucune indice, aucune menace d'affection calculeuse.

Lamarre a éprouvé des érections fréquentes et prolongées sitôt après la blessure ; puis ces érections ont diminué graduellement, et ont fini par disparaître tout-à-fait. M. T...., au contraire, n'a offert rien de bien remarquable sous ce rapport, ni dans les premiers temps qui ont suivi l'accident, ni depuis.

Les deux blessés paraissent d'ailleurs avoir conservé, ou plutôt recouvré, des désirs vénériens, mais avec des facultés génitales bien différentes : l'un, dont la lésion de la moelle paraît être à l'union du dos et des lombes, peut établir des rapports sexuels ; l'autre, dont la lésion est à la région dorsale, n'a plus d'érection.

Le rapprochement de ces deux faits m'a conduit à me poser plusieurs questions relatives à l'influence des lésions traumatiques de la moelle de l'épine sur les fonctions des organes génito-urinaires. Ces questions, je vais les reproduire et les examiner successivement.

PREMIÈRE QUESTION. *Quelle est l'influence de la lésion traumatique de la moelle de l'épine sur la sécrétion de l'urine ?*

Dans un ouvrage sur les maladies de la moelle de l'épine, couronné par l'Académie des sciences, et parvenu en peu d'années à sa troisième édition, il est dit en propres termes que la sécrétion urinaire est notablement modifiée et même suspendue dans certains cas de destruction ou de désorganisation du centre nerveux rachidien (1). L'auteur, notre savant et très honorable collègue M. Ollivier (d'Angers), se fonde sur des vivisections faites par le docteur Krimer.

Mais je ferai remarquer d'abord que le fait de suppression d'urine par suite de certaines destructions ou désorganisations de la moelle de l'épine, en le supposant établi par des expériences sur les animaux vivants, ne serait point confirmé par les observations recueillies sur l'homme ; car dans aucune des lésions traumatiques de la moelle de l'épine dont j'ai pris connaissance, il n'y a eu suppression d'urine ; dans presque toutes, au contraire, il y a eu une plus ou moins forte accumulation d'urine dans la vessie.

Je ferai remarquer ensuite que le résultat annoncé par Krimer sur le point en question est exclusivement relatif à la moelle allongée et à la portion cervicale de la moelle de l'épine. Ce médecin aurait observé, en effet, que, tandis que l'ablation du cerveau et du cervelet n'arrête pas la sécrétion urinaire, comme l'avait pensé M. Brodie, contrairement

(1) *Traité des maladies de la moelle épinière*, *contenant l'histoire anatomique, physiologique et pathologique de ce centre nerveux chez l'homme*, par C.-G. Ollivier (d'Angers). 3e édit., 1837. 1er vol., p. 142.

à l'opinion de M. Gamage ; tandis que la section de la paire vague n'empêche pas la sécrétion de continuer, que même la section des nerfs des reins ne l'interrompt pas sur-le-champ, la destruction de la moelle allongée et de la portion cervicale de la moelle épinière fait cesser instantanément cette sécrétion, quoiqu'on prolonge la respiration par des moyens artificiels (1).

Quant au reste de cette dernière moelle, une expérience de Krimer lui-même (10ᵉ expérience) montre qu'il peut être lésé et même détruit sans qu'il y ait suppression d'urine ; et des expériences qui me sont personnelles ne permettent point de douter que la sécrétion de l'urine ne puisse continuer, et se faire comme à l'ordinaire, après la destruction complète des portions lombaire et dorsale de l'axe cérébro-spiral.

En effet, j'ai coupé la moelle de l'épine à quatre chiens dans la région lombaire, vis-à-vis la première vertèbre des lombes, et à sept autres dans la région cervicale, à la partie inférieure de cette région ; et chez les onze chiens la sécrétion urinaire a continué, en apparence du moins, comme si je n'avais rien fait.

Pour les personnes qui pourraient croire que relativement à la question dont il s'agit, il n'est pas indifférent de couper la moelle à une certaine hauteur, ou de la détruire depuis ce point jusqu'à son extrémité inférieure, j'ai opéré cette destruction sur un chien à partir de la première vertèbre lombaire, et sur un autre à partir de la dernière vertèbre du

---

(1) *Coup d'œil sur les résultats physiologiques des vivisections faites dans les temps modernes*, par Pierre Lund ; — dans le *Journal complémentaire des sciences médicales*. 1826, t. XXV.

cou, et chez les deux la sécrétion de l'urine a continué à l'ordinaire. Les mêmes expériences répétées plusieurs fois sur des cabiais m'ont donné toujours le même résultat.

Il est donc établi pour nous que la sécrétion urinaire continue, soit après la section de la moelle de l'épine à la partie inférieure de la région cervicale ou au-dessous, soit après la destruction complète de la portion de moelle qui a été séparée de la masse encéphalique.

En ce qui regarde la moelle allongée et les parties supérieures de la portion cervicale de la moelle de l'épine, comme Krimer, dans ses expériences, a dû recourir à la respiration artificielle pour l'entretien de la vie, les conséquences à déduire du très petit nombre de faits de suppression d'urine qu'il a observés seront certainement de peu d'importance aux yeux des physiologistes qui ont pratiqué cette respiration artificielle, parce qu'ils savent combien le plus souvent en pareil cas la vie est courte, et combien elle est incomplète, surtout sous le rapport de la circulation; que sera-ce donc si on analyse ces faits ?

Les expériences de Krimer relatives à la question sont les suivantes.

1re *expérience* (8e de l'ouvrage). Krimer ouvrit le ventre à un gros lapin; il retira de sa vessie une demi-once d'urine trouble; il referma la plaie, et il injecta dans l'estomac trois onces d'eau par la bouche; puis il coupa la moelle de l'épine entre la 1re et la 2e vertèbres. Aussitôt que la respiration naturelle eut cessé, un aide commença à insuffler de l'air, au moyen de l'appareil recommandé par Legallois; et cette manœuvre, il la continua ensuite. La chaleur ne tarda pas à descendre de 29° R. à 19°; au bout d'une heure, les battements de cœur étaient faibles et irréguliers. Après deux heures, on ouvrit le bas-ventre, et on trouva la vessie et les uretères vides, les reins pâles, et le cœur se contractant encore faiblement.

Ainsi, d'après la rédaction, la vessie semblerait avoir été ouverte avant toute action sur la moelle de l'épine ; puis, à l'examen fait deux heures après la section de la moelle, ce réservoir a été trouvé vide, quoiqu'on eût pratiqué la respiration artificielle. Mais, dans l'hypothèse, très peu probable, j'en conviens, d'une ouverture faite à la vessie, avait-on bien fermé cette ouverture ? Cela pourra paraître fort douteux, si l'on réfléchit aux difficultés de l'opération et au silence gardé sur les moyens mis en usage. Mettez de côté cette circonstance, et remarquez combien la température de l'animal avait baissé tout d'abord, comme ensuite les battements de cœur sont devenus faibles et irréguliers, et voyez ce que l'on peut conclure, relativement à la sécrétion de l'urine, du résultat négatif donné par une telle expérience.

2e *expérience* (11e de l'ouvrage). Krimer découvrit le cerveau d'un gros lapin et enleva la moitié supérieure de ses deux hémisphères ; il vida la vessie par la voie naturelle, à ce qu'il paraît, car il n'est plus question ici de plaie abdominale ; il introduisit deux onces d'eau tiède dans l'estomac; au bout de quinze minutes, la vessie fut examinée, et on en retira un demi-drachme d'urine. Les parties restantes du cerveau et du cervelet furent enlevées; un quart d'heure après, on obtint de la vessie environ quinze gouttes d'urine ; mais ensuite à peine eut-on pénétré avec le scalpel de quelques lignes dans la moelle cervicale que la respiration cessa avec un profond soupir. Un appareil respiratoire artificiel fut aussitôt mis en action, et lorsqu'il eut fonctionné pendant vingt-huit minutes, on visita la vessie, qui fut trouvée vide.

Si l'on considère d'un côté la petite quantité d'urine sécrétée pendant la dernière période de respiration naturelle, et de l'autre l'insuffisance d'une respiration artificielle, probablement mal faite, pour entretenir la plénitude de la circulation, on s'expliquera facilement l'état de vacuité de la vessie observé à la fin de cette expérience, et l'on n'aura pas besoin de recourir, pour s'en rendre compte, à l'influence directe de la moelle allongée, ou de la portion cervicale de la moelle de l'épine sur la sécrétion rénale.

3e *expérience* (10e de l'ouvrage). Krimer coupa à un chien de berger la moelle de l'épine dans la région de la dernière vertèbre du cou. A la suite de cette opération, l'animal rendit une urine qui était claire comme de l'eau, et qui, d'après l'examen chimique, contenait en abondance des acides et des sels, mais peu de parties animales. La vessie fut débarrassée de tout son contenu, et on injecta dans l'estomac cinq onces de bouillon de viande. Trois heures plus tard, la vessie, fortement distendue, fut vidée ; elle contenait trois onces et demie d'une urine qui ressemblait en tout à la précédente. On injecta trois onces d'infusion de rhubarbe dans l'estomac, et, après une demi-heure, Krimer trouva dans la vessie quelques drachmes d'une urine dans laquelle, au moyen d'une analyse par la potasse caustique, il découvrit la rhubarbe; alors il coupa la moelle épinière entre la 5e et la 6e vertèbres dorsales ; au bout d'une heure, il retira sept drachmes d'une urine jaune citron, trouble et acide. On introduisit dans l'estomac quelques onces d'infusion de rhubarbe mêlée avec du bouillon de viande. On coupa la moelle épinière dans la région de la 3e vertèbre lombaire, et après cinq heures, on lui injecta de nouveau sept onces de bouillon de viande. Huit heures plus tard, la vessie fut vidée, et on retira sans difficulté neuf onces d'une urine jaune, pâle et trouble. Quoiqu'elle contînt une quantité considérable de rhubarbe, elle n'était pas, sous le rapport de sa composition, différente de la précédente.

La moelle épinière, au moyen d'un fil métallique correspondant à l'étendue du canal vertébral, fut détruite depuis l'ouverture supérieure jusqu'en bas. Une heure après cette destruction, on fit sortir de la vessie une demi-once d'urine claire comme de l'eau qui présentait la même apparence que précédemment.

Krimer ouvrit la cavité abdominale, exprima soigneusement de la vessie toute l'urine, lia le réservoir à son orifice, et se mit en devoir de détruire entièrement la moelle épinière jusqu'au-dessus de la 1re vertèbre du cou. Il était à peine arrivé jusqu'à la 5e vertèbre de cette région avec le fil métallique, lorsque la respiration cessa à la suite de mouvements convulsifs violents de la tête et des pattes de devant. Un ami de Krimer disposa aussitôt un appareil respiratoire artificiel, et la destruction put s'accomplir jusqu'à la place désignée. Les mouvements convulsifs durèrent une demi-minute ; puis ils cessèrent et l'animal parut mort : cependant les battements de cœur continuèrent paisiblement, et les yeux restèrent tout-à-fait clairs.

Après six minutes, les battements de cœur devinrent plus faibles ; il y en avait environ 100 par minute. Après treize minutes, ils étaient à peine perceptibles , et l'animal était froid. On cessa les fonctions de l'appareil respiratoire artificiel ; on visita la vessie : elle était vide. Ses parois étaient molles et flasques, et son col très dilatable.

Il est évident que chez cet animal, déjà très affaibli par les expériences successives faites sur sa moelle et par l'ouverture de l'abdomen, la respiration artificielle, après la destruction de la partie cervicale de la moelle , n'a retardé la mort que de quelques minutes, si même elle l'a retardée, et que dès lors l'état de vacuité de la vessie au dernier examen ne prouve rien en faveur de l'influence que la portion cervicale de la moelle épinière pourrait exercer sur la sécrétion de l'urine.

Ainsi aucune des expériences de Krimer n'autorise à penser que la sécrétion de l'urine soit suspendue par la destruction ou la désorganisation de la moelle allongée ou de la portion cervicale de la moelle de l'épine.

Dans cet état de choses, j'ai cru devoir traiter le sujet expérimentalement, et j'ai procédé ainsi qu'il suit :

1° J'ai détruit la portion cervicale de la moelle sur plusieurs lapins, en l'attaquant de haut en bas par le crâne, et sur tous, la respiration artificielle ayant suppléé à la respiration naturelle pendant quinze , vingt, trente minutes, la sécrétion de l'urine a continué ; chez aucun elle n'a subi d'interruption notable : j'en ai acquis la certitude en vidant la vessie avec une sonde de gomme élastique avant toute opération, et en laissant ensuite cette sonde en place, d'abord le temps nécessaire pour bien observer le produit de la sécrétion normale, et ensuite pendant toute la durée de la respiration artificielle.

L'urine des lapins est épaisse, trouble et souvent peu abondante ; l'expérience que je relate demande qu'on y apporte
beaucoup de soins et d'attention.

2° Cette considération m'a porté à répéter la même expérience sur des chiens, avec une précaution que j'avais déjà
prise sur des lapins, mais sans résultat bien satisfaisant, savoir : d'injecter de l'eau dans l'estomac par la voie naturelle.
J'ai donc ouvert l'œsophage d'un chien de moyenne taille, je
lui ai injecté six onces d'eau dans l'estomac, j'ai mis obstacle
au retour de cette eau par une ligature pratiquée sur le conduit ; puis, après avoir vidé la vessie avec une sonde de gomme
élastique, et laissé celle-ci en place et ouverte, j'ai établi dans
la trachée-artère une seringue appropriée à la respiration
artificielle ; j'ai détruit alors la portion cervicale de la moelle
de l'épine à l'aide d'un stylet introduit entre la 1re et la
2e vertèbres. Tout aussitôt la respiration naturelle a été suspendue, et la respiration artificielle a commencé.

Pendant une heure que celle-ci a été continuée, l'urine n'a
pas cessé de couler par la sonde, et au bout de ce temps une
fiole de 100 grammes en était entièrement remplie. Le liquide,
du reste, ne différait en rien de l'urine retirée tout d'abord,
si ce n'est qu'il était un peu plus aqueux, ce qui s'explique
naturellement par la quantité d'eau portée dans l'estomac.

3° Sur un autre chien, la même expérience m'a donné
absolument le même résultat.

En faut-il davantage pour affirmer, contradictoirement avec
Krimer et les personnes qui ont parlé d'après lui, que la destruction de la portion cervicale de la moelle de l'épine n'empêche pas la sécrétion de l'urine ?

Non, sans doute; et dès lors il restera démontré, je crois, que toutes les portions de la moelle de l'épine peuvent être détruites successivement sans que la sécrétion de l'urine soit suspendue, ou même sensiblement ralentie, si, en ce qui regarde la portion cervicale, l'on a le soin d'établir la respiration artificielle, et de la continuer avec le soin qu'elle demande.

J'ajoute à l'appui de cette proposition, et pour rendre hommage à l'un de nos expérimentateurs les plus habiles, les plus exacts, que M. Brachet, de Lyon, ayant fait boire deux tasses d'eau blanchie avec du lait à un chien basset, coupé la moelle épinière dans la région cervicale et vidé la vessie, a trouvé dans ce réservoir une once d'urine après 50 minutes de respiration artificielle; et que, sur un autre chien, les mêmes opérations lui ont donné le même résultat, quoiqu'il eût fait la section des deux nerfs pneumo-gastriques en même temps que celle de la moelle de l'épine (1).

2ᵉ QUESTION. *Quelle est l'influence de la lésion traumatique de la moelle de l'épine sur la composition de l'urine ?*

Krimer assure qu'après la section de la moelle épinière au voisinage des vertèbres dorsales et lombaires, qu'après la destruction de toute la moelle, à partir de la dernière vertèbre du cou, l'urine devient claire comme de l'eau, et contient beaucoup de sels et d'acide, mais peu de matière extractive.

Je ne sais ce que Krimer entend par matière extractive ;

(1) *Recherches expérimentales sur les fonctions du système nerveux ganglionnaire, et sur leur application à la pathologie.* Paris, 1837, p. 322.

mais si, comme cela me paraît être probable, ce mot doit être pris ici comme synonyme du résidu des urines après leur évaporation à une température modérée, le physiologiste allemand aurait observé que l'urée diminue constamment après les lésions qu'il a pratiquées à la moelle épinière. Or, tel n'est pas le résultat de mes expériences. En effet, M. le docteur Favre, préparateur de chimie au Conservatoire royal des arts et métiers, a soumis, sur ma demande, à une analyse très soignée l'urine recueillie par moi-même, à l'aide de la sonde, chez des chiens dont la moelle épinière avait été coupée à différentes hauteurs, et voici ce que nous avons observé.

Sur un premier chien dont l'urine normale, examinée trois fois, à vingt-quatre heures d'intervalle, offrait d'abord sur 100 parties, 6,07 d'urée, puis 3,52, et ensuite 5,40, nous avons trouvé vingt-quatre heures après la section de la moelle, pratiquée à la région lombaire, 7,53 d'urée, quarante-huit heures après 7,05, et soixante-douze heures après 7,59. Ainsi la quantité d'urée a été portée dans les trois jours qui ont suivi la section, comparés aux trois jours qui ont précédé, de 15,04 à 22,17, c'est-à-dire qu'elle a augmenté d'environ une moitié.

Il en a été de même, quoique dans une proportion plus faible, des urines d'un deuxième et d'un troisième chien opérés de même à la région lombaire.

Au contraire, les urines d'un quatrième chien dont la moelle a été coupée au même point ont offert 6,26 d'urée le premier jour, 6,58 le deuxième jour, et 4,76 le cinquième jour; tandis que les urines normales du même animal ont donné d'abord 7,17; puis, vingt-quatre heures plus tard, 5,79, c'est-à-dire qu'ici la quantité d'urée a sensiblement diminué après la section de la moelle.

Mais remarquons que déjà, avant toute opération, l'urée était moins abondante à la seconde analyse qu'à la première, et que, d'un autre côté, le cinquième jour de l'opération, les urines étaient alcalines, par suite, probablement, de leur séjour prolongé dans la vessie, l'animal étant resté quarante-huit heures sans être sondé ; et que, dans cet état alcalin , la quantité d'urée peut avoir été un peu diminuée par la fermentation ammoniacale.

Quant aux sulfates, aux phosphates, à l'acide nitrique et au mucus considérés dans leur ensemble, ils se sont montrés constamment en quantité plus grande après la section de la moelle, quoique dans des proportions très diverses ; et sous ce rapport, nos résultats jusqu'ici sont d'accord avec ceux de Krimer.

Ajoutons que les urines ont offert généralement l'aspect ordinaire, et qu'elles sont restées acides, excepté dans le cas que nous venons de signaler et dans un autre du même ordre, où des urines, recueillies cent vingt heures après la section de la moelle, alors que l'animal était resté quarante-huit heures sans uriner, se sont montrées neutres, sans doute à cause d'un commencement de catarrhe vésical développé sous l'influence de ce séjour prolongé des mêmes urines dans la vessie.

Sur sept autres chiens auxquels la moelle a été coupée à la partie inférieure de la région cevicale, et dont les urines sont restées constamment claires et acides, celles-ci ont montré après l'opération, tantôt une diminution d'urée, tantôt, au contraire, une augmentation de ce principe.

Ainsi l'urine d'un premier chien qui, immédiatement avant l'opération, présentait 8,89 d'urée, n'en a plus offert que 7,29 vingt-quatre heures après, 5,95 après quarante-huit heures, et 4,15 soixante-douze heures après; c'est-à-dire que la quantité d'urée a été réduite de plus de moitié en soixante-douze heures.

L'urine d'un second chien qui donnait, à l'état normal, 4,55 d'urée, a offert successivement 5,35 après vingt-quatre heures, 5,37 après quarante-huit heures, et 6,95 après soixante-douze heures d'opération; c'est-à-dire que la quantité d'urée a augmenté en soixante-douze heures de plus de moitié.

La masse des phosphates, des sulfates, de l'acide urique et du mucus a éprouvé, dans les deux cas, une diminution réelle, mais faible.

Les urines de deux autres chiens examinées, les unes soixante-douze heures après l'opération, les autres vingt-quatre heures après cette même opération, ont donné, les premières 5,64 d'urée, les secondes 8,79; c'est-à-dire plus et moins que la moyenne habituelle des urines normales.

Les urines des trois derniers chiens ont donné immédiatement avant la section de la moelle, plus d'urée que vingt-quatre et soixante-douze heures après l'opération.

En somme, dans cette seconde série de chiens, où la moelle a été coupée à la région cervicale, la quantité d'urée a diminué dans deux cas et augmenté dans cinq; tandis que, dans la première série, où la moelle avait été coupée aux lombes, la quantité d'urée avait été augmentée dans trois cas et diminuée dans un seul; et encore dans ce dernier cas les urines étaient-elles alcalines, et une partie, faible sans doute, d'urée avait-elle pu disparaître par ce seul fait.

J'ajouterai que chez un chien dont la moelle a été détruite à partir de la région cervicale, l'urine, recueillie vingt-quatre heures après, nous a donné 5,78 d'urée; et que, chez un autre chien dont la moelle avait été détruite seulement dans sa portion lombaire, la quantité d'urée a été·de 6,74 après vingt-quatre heures, et de 6,02 après quarante-huit heures.

Que conclure de tout ceci? que la section de la moelle de l'épine, soit au bas du col, soit aux lombes, n'a pas d'influence constante sur la quantité d'urée des urines, non plus que sur la quantité des phosphates, des sulfates, d'acide urique et du mucus, et que, si les urines sont modifiées par cette opération, ce qui me paraît très douteux, elles le sont très diversement.

J'estime donc qu'on ne peut pas admettre comme constantes les modifications que Krimer indique dans la composition de l'urine, par suite de la lésion traumatique de la moelle de l'épine.

Ignorant d'abord sur quels animaux Krimer avait opéré, faute d'avoir pu me procurer son travail, publié à Leipzig en 1820 (1), je supposais volontiers que c'était sur des cabiais,

(1) *Recherches physiologiques.* Leipzig, 1820.

parce que ces animaux sont commodes pour des recherches sur le système nerveux ; que, chez eux, l'urine, naturellement blanche et trouble, devient claire par le repos ; et qu'après la section de la moelle aux lombes et surtout au cou, ce liquide dans la vessie se trouve soumis à peu près aux mêmes conditions que dans un vase inerte.

Dans cette hypothèse, Krimer aurait pu attribuer à la lésion de la moelle de l'épine, et considérer comme un phénomène vital, ce qui eût été simplement un phénomène physique, dépendant de l'immobilité à laquelle la vessie est condamnée par suite de la lésion de la moelle de l'épine ; je veux parler de la limpidité des urines. Mais il n'en est rien : Krimer a expérimenté sur des chiens et des lapins, et, pour la question dont il s'agit ici, toutes ses recherches se sont bornées à celles qu'il a pu faire sur un seul chien, sur ce malheureux chien de berger dont j'ai rapporté l'histoire plus haut, et chez lequel il a d'abord coupé la moelle de l'épine sur trois points successifs : vis-à-vis la dernière vertèbre du cou, entre la cinquième et la sixième vertèbre du dos, et dans la région lombaire ; puis détruit cette moelle depuis le cou jusqu'aux lombes inclusivement, ensuite ouvert le ventre pour expulser l'urine contenue dans la vessie, et enfin dilacéré la moelle cervicale de bas en haut, et pratiqué la respiration artificielle, ce qui n'a pas empêché que la mort ne fût complète en treize minutes (10ᵉ expérience).

En France, et de notre temps, on n'oserait certes pas tirer une conséquence générale d'une expérience ainsi faite ; le physiologiste allemand y a puisé deux grands principes, aussi vrais l'un que l'autre, savoir : qu'il s'opère une modification notable de l'urine par la lésion de la moelle de l'épine à la partie inférieure du cou, au dos et aux lombes, et que la sécrétion elle même s'arrête sitôt après la destruction de la portion cervicale de ce centre nerveux.

Quant à cette observation de Dupuytren, que la paraplégie est de toutes les maladies celle dans laquelle les sondes fixées dans la vessie se recouvrent le plus souvent et le plus promptement d'incrustations salines (1), elle me paraît devoir être expliquée autrement que ne le faisait le grand chirurgien, et qu'on ne le fait encore à son exemple. Je pense que la tendance que l'urine montre à former des dépôts autour des sondes tient, non pas à une altération de ce liquide qui serait la conséquence immédiate de la lésion de la moelle de l'épine, mais bien à l'inflammation catarrhale de la vessie qui vient compliquer tôt ou tard cette lésion.

Ce qui a fait naître en moi cette opinion, c'est que, chez le sujet de ma première observation, les urines sont restées belles et naturelles pendant tout le temps que je l'ai eu sous les yeux, c'est-à-dire pendant plus de six semaines ; qu'elles ne nous ont offert aucune apparence d'alcalinité, aucune disposition à déposer des phosphates ; et cela, sans doute, parce que les conditions hygiéniques dans lesquelles nous avons tenu le malade l'ont mis à l'abri de l'inflammation catarrhale de la vessie ; tandis qu'en pareil cas, le séjour prolongé des urines dans leur réservoir a pour effet ordinaire d'y provoquer une inflammation de la membrane muqueuse avec toutes ses conséquences, et que la présence continuelle de la sonde donne lieu au même résultat, à cause probablement de sa position constante, de sa situation toujours là

____

(1) *Leçons orales*, 1822.

même dans un organe paralysé et entouré de parties immo-
biles. Ce qui me confirme dans ma manière de voir, c'est
l'aspect normal des urines chez le sujet de la seconde observation au quatrième mois de traitement ; c'est leur nature
alcaline développée pendant l'usage des sondes à demeure ;
c'est plus tard la formation d'une pierre phosphatique qu'il a
fallu détruire par la lithotritie.

En admettant cette manière de considérer le fait dont il
s'agit, une conséquence pratique à en déduire serait de
vider la vessie régulièrement, sans laisser la sonde à demeure ; d'introduire l'instrument à des intervalles plus ou
moins rapprochés, selon la quantité des urines sécrétées, et
de maintenir celles-ci étendues à l'aide de bains, de boissons
et d'autres moyens de l'hygiène.

Ce que je dis ici relativement au fait signalé par Du
puytren est applicable aux observations de Brodie, de
Home et de Stanley, qui ont remarqué que l'urine contenait
de l'ammoniaque libre après la lésion traumatique de la
moelle de l'épine. C'est toujours plusieurs jours après la
blessure que les urines sont devenues alcalines. Ainsi chez
un malade cité par Stanley, et affecté d'une fracture avec
déplacement des cinquième et sixième vertèbres dorsales,
et division complète de la moelle en ce point, l'urine devint
très abondante et fortement ammoniacale au cinquième jour,
et conserva ces propriétés jusqu'à la mort du blessé, qui eut
lieu le vingt-sixième jour. Ainsi, chez un autre malade cité
par le même médecin, et chez lequel il y avait fracture et
luxation du rachis, intéressant la huitième et la neuvième
vertèbres dorsales, et paraplégie, c'est le quatrième jour que
l'urine prit une odeur fortement ammoniacale, et c'est à dater

de cette époque que l'analyse y démontra la présence d'une grande quantité d'ammoniaque ; c'est-à-dire que les urines sont devenues ammoniacales, comme elles le deviennent dans les rétentions d'urine avec catarrhe de vessie, alors que cet organe, distendu outre mesure et plus ou moins enflammé, a fourni une certaine quantité de mucus, et que ce mucus, par son séjour prolongé dans le réservoir, a subi la fermentation putride.

D'après Burdach (1), Naveau aurait déjà trouvé l'urine fortement acide chez des chiens et des lapins après la section de la moelle à la région dorsale ou lombaire ; et l'auteur d'un nouvel et grand ouvrage sur le système nerveux de l'homme et des animaux, M. le docteur Longet, nous dit que dans un petit nombre d'expériences qu'il a faites à ce sujet, l'urine, sans être fortement acide, a toujours offert une acidité appréciable chez les chiens dont il avait lésé la moelle dorsale (2).

Comme on le voit, ces derniers résultats s'accordent parfaitement avec ceux que j'ai obtenus dans mes recherches.

3e QUESTION. *Quelle est l'influence de la lésion traumatique de la moelle de l'épine sur l'excrétion de l'urine ?*

Les lésions traumatiques de la moelle de l'épine ont pour effet immédiat la *rétention des urines*, et pour effet secondaire plus ou moins éloigné l'écoulement involontaire des urines, l'*incontinence d'urine*. On explique le premier de ces deux

(1) *Traité de physiologie*. Paris, 1837, t. VIII, p. 205.

(2) *Anatomie et physiologie du système nerveux de l'homme et des animaux vertébrés*. T. I, p. 300.

effets par la paralysie de la vessie, et le second par celle de son col. Mais pourquoi, si les choses se passent ainsi, la rétention d'urine précède-t-elle toujours l'incontinence, quelle que soit la hauteur à laquelle la moelle est lésée? Pourquoi l'incontinence succède-t-elle à la rétention, indépendamment de l'affection de la moelle, quelle que soit la marche de cette affection, qu'elle reste stationnaire, qu'elle fasse des progrès lents vers la guérison, ou qu'elle s'aggrave graduellement? Pourquoi cette incontinence est-elle retardée par les précautions hygiéniques relatives à la vessie, et en particulier par le soin de la vider régulièrement, toutes les, trois ou quatre heures, à l'aide d'une sonde souple de gomme élastique, introduite chaque fois et ne restant en place que le temps nécessaire à l'évacuation du liquide? Pourquoi, au contraire, est-elle accélérée ou même provoquée par tout ce qui irrite la vessie, tel que la distension habituelle de l'organe, la présence continuelle de la sonde, l'administration intérieure des cantharides?

Il est bien plus naturel de supposer que la rétention d'urine est l'effet du défaut de contraction de la vessie et des muscles qui entourent les viscères du bas-ventre, et que l'incontinence d'urine a lieu d'abord par regorgement, qu'elle est causée par la plénitude extrême de la vessie, comme dans tant d'autres circonstances, et ensuite par la résistance que la vessie irritée, enflammée, oppose à sa dilatation.

Dans cette hypothèse, qui pour moi s'élève presque à la hauteur d'un principe, les soins à prendre pour éviter, ou du moins retarder l'incontinence d'urine, cette maladie si

horriblement dégoûtante, seraient ceux que nous avons si-
gnalés comme propres à prévenir l'altération des urines.

4ᵉ QUESTION. *Quelle est l'influence de la lésion traumatique de
la moelle de l'épine sur la sécrétion et la composition du
sperme ?*

L'observation, l'expérience et l'analogie se réunissent pour
montrer que la sécrétion du sperme n'est pas suspendue par
la lésion traumatique de la moelle de l'épine.

On voit, en effet, le sujet de ma seconde observation, à la
vérité, en voie d'amélioration, éprouver les sensations qui
accompagnent ordinairement l'émission de ce liquide ; et
M. Brachet rapporte l'histoire curieuse d'un de ses malades,
qui, affecté de paraplégie à la suite d'une chute de cheval,
avait eu deux enfants dans cet état, et de plus contracté trois
blennorrhagies pendant une longue absence de sa femme
légitime.

Le même médecin a fait sur la question des expériences
bien autrement décisives que le fait de cette paternité, qui,
pour certains esprits, pourrait être un peu douteuse.

Après avoir acquis la certitude qu'un chat d'un an avait
couvert plusieurs fois une chatte en folie, M. Brachet lui fit
la section de la moelle épinière entre la 3ᵉ et la 4ᵉ vertèbres
lombaires : tout le train de derrière fut paralysé ; le rectum et
la vessie le furent également. L'animal fut bien nourri pendant
trois jours, puis il fut sacrifié : les organes génitaux offraient
toutes les apparences de la santé, et les petites vésicules séminales étaient remplies de sperme.

M. Brachet tua ensuite un chat de même âge immédiatement après qu'il se fut accouplé avec sa femelle : les vésicules
étaient vides.

Cette expérience comparative, M. Brachet l'a répétée trois
fois, et chaque fois elle lui a donné le même résultat : toujours
les vésicules séminales se sont montrées vides quand il les
a examinées sitôt après la copulation ; et pleines quand, après
cet acte et la section de la moelle de l'épine, l'animal a été
conservé quelques jours. M. Brachet ne s'est pas borné là : il
a fait la section de la moelle spinale dans la région lombaire
à un chat de dix mois ; puis, comme la paralysie du train de
derrière mettait cet animal dans l'impossibilité de se livrer au
coït, il y a fait suppléer par une manipulation : l'excrétion du
sperme s'est fait un peu attendre, mais elle a eu lieu ; vingt-
quatre heures après, il a fait répéter la même manœuvre, et
une nouvelle éjaculation est survenue ; il a fait répéter la
manœuvre une troisième fois, et le résultat a été identique.

De mon côté, j'ai tenté quelques recherches dans cette
direction, et j'ai observé les faits que voici.

J'ai opéré la section de la moelle épinière sur 14 cabiais :
dix de ces animaux sont morts ou ont été sacrifiés le 1er et
le 2e jour de la section de la moelle, soit aux lombes, soit
au cou ; trois ont vécu jusqu'au troisième jour, un seul jusqu'au 4e. Dans tous, j'ai trouvé du sperme dans l'épididyme
et dans les conduits éjaculateurs, et même chez plusieurs j'en
ai trouvé jusque dans l'urètre ; mais il est possible que ce fût
là le produit d'une sécrétion antérieure à la lésion de la moelle.
Toutefois le contraire me semble être plus probable, eu égard
surtout à la quantité de ce liquide, quantité, en apparence du

moins, plus grande dans les animaux qui ont vécu deux ou trois jours que dans ceux qui ont succombé plus tôt.

Quant à la composition du sperme, elle ne subirait pas de modification notable, à en juger d'après l'examen microscopique. J'ai observé en effet, que, chez les cabiais, les animalcules spermatiques se montrent vivants deux ou trois jours après la section de la moelle aux lombes ou au bas du cou, alors même qu'on a opéré la dilacération de la portion de moelle inférieure au lieu de la section. Il y a plus, j'ai trouvé des animalcules spermatiques d'une agilité, d'une vivacité remarquables dans l'urètre d'un de ces cabiais mort le 4ᵉ jour de la destruction de la moelle épinière, à partir de la dernière vertèbre du cou.

On sait d'ailleurs qu'il existe le plus grand rapport entre les reins et les testicules relativement à l'origine des nerfs qu'ils reçoivent, et nous avons vu que la sécrétion et la composition de l'urine sont maintenues malgré la lésion de la moelle. N'est-il pas probable qu'il doit en être de même du sperme ? L'analogie conduit donc à la même réponse que l'observation et l'expérience sur la double question que nous nous sommes posée.

5ᵉ QUESTION. *Quelle est l'influence de la lésion traumatique de la moelle de l'épine sur l'érection, les désirs vénériens et l'éjaculation.*

Dans beaucoup de cas de lésions traumatiques de la moelle de l'épine, les malades présentent, au milieu de la prostration absolue de la partie inférieure du corps, ce phénomène singulier d'une érection presque constante, ou du moins fort souvent répétée et provoquée par le moindre contact de la main ou des instruments avec la verge, sans conscience de cet état, sans aucun désir, sans aucune sensation de plaisir.

Ce phénomène est plus fréquent dans les lésions traumatiques de la portion cervicale de la moelle que dans celles des portions inférieures. Dans ces dernières lésions, comme la vie se prolonge parfois des mois, des années, ou même indéfiniment, le phénomène subit des modifications, et assez souvent il diminue d'intensité ou même finit par disparaître. Chez le sujet de la 2e observation, ce résultat a eu lieu, et, chose remarquable, les désirs vénériens ont succédé.

Quant à l'éjaculation, il paraît qu'elle a lieu quelquefois, malgré la lésion de la moelle de l'épine. Déjà, chez le sujet de ma seconde observation, elle semble se faire partiellement, et M. Brachet assure que chez le paraplégique dont dont nous avons parlé d'après ce médecin, l'érection avait lieu, et que l'éjaculation s'ensuivait; mais qu'elle se passait sans secousses et sans produire de sensation vive. On sait d'ailleurs que la pendaison avec luxation des vertèbres cervicales produit souvent l'érection, et même parfois l'éjaculation.

A cette occasion, je demanderai à rappeler un résultat que des recherches expérimentales sur des cabiais m'ont donné, il y a vingt ans, et que j'ai publié à cette époque (1).

« Si, disais-je, sur un cabiais dont on a mis le cerveau à nu, on plonge un stylet dans le cervelet, de manière à arriver à la

(1) *Lettre sur quelques points de physiologie. — Archives générales de médecine.* 1824, t. VI, p. 216.

partie supérieure de la moelle de l'épine, on produit l'érection; et si l'on pousse ensuite le stylet dans la colonne vertébrale jusqu'à la région lombaire, l'éjaculation a lieu, tandis que la vessie, fût-elle pleine, n'en conserve pas moins son dépôt. Les mêmes phénomènes s'observent dans les cabiais décapités, quand on agit de même avec un stylet, de haut en bas, sur la moelle de l'épine. »

Je viens de répéter ces mêmes expériences, et, tout en vérifiant les faits que j'ai cités, j'ai reconnu que le stylet porté de haut en bas sur la moelle de l'épine, par la partie inférieure de la région cervicale, provoque également l'éjaculation. La présence de nombreux animalcules spermatiques dans le fluide qui, pendant cette pratique, sort de l'urètre, ne laisse aucun doute sur sa nature.

J'ai remarqué aussi qu'en agissant uniquement sur la partie inférieure de la moelle de l'épine des cabiais, on ne donne pas issue au fluide gélatiniforme qui se trouve dans ce qu'on appelle, à tort peut-être, les vésicules séminales de ces animaux, tandis que ce fluide sort ordinairement en grande quantité pendant la dilacération opérée de haut en bas, à partir de la région cervicale.

Je me hâte de dire que c'est là ce qui m'en avait imposé dans le temps de mes premières expériences, alors que, considérant l'émission de ce fluide comme la véritable éjaculation, j'annonçai que celle-ci n'avait pas lieu quand le stylet dilacérait seulement la partie inférieure de la moelle de l'épine. Chez plusieurs cabiais, où, dans mes nouvelles recherches, je me suis borné à cette dilacération partielle de la moelle épinière, le fluide sorti de l'urètre pendant cette

opération m'a présenté de nombreux animalcules spermatiques; mais aussi, chez d'autres cabiais, le fluide ainsi
éliminé offrait exclusivement les caractères de l'urine.

J'ajoute que dans mes nouvelles expériences, et surtout
dans les dernières, l'éjaculation a eu lieu plusieurs fois sans
érection bien manifeste. Je crains que, dans mes expériences
de 1824, cette liqueur gélatiniforme dont j'ai parlé, en venant se concréter dans l'urètre et le prépuce, comme elle le
fait ordinairement, ne m'ait fait croire à un phénomène qui
est plus apparent que réel, et qui pourtant a été présenté
alors comme un fait positif et constant.

J'ai observé enfin que chez des cabiais dont j'avais coupé
la moelle à la partie inférieure du cou, et dont par suite la
vessie était distendue par l'urine, la plus légère pression sur
l'abdomen suffisait pour leur faire perdre de ce liquide; et
que, dans l'urine échappée de la sorte, il existait des animalcules spermatiques pleins de vie, vingt-quatre heures,
quarante-huit heures, et même soixante-douze heures après
l'opération.

Avant de quitter ce sujet, je dois répondre à un article de
M. Brachet sur la question, article inséré dans ses *Recherches
expérimentales sur les fonctions du système nerveux ganglionnaire*, et commençant ainsi :

« Dans la séance du 11 août 1825, de l'Académie royale
» de médecine, M. le docteur Ségalas fit, au sujet d'une
» observation sur une fracture de la colonne vertébrale, re-
» marquer l'influence de la moelle spinale sur les vésicules
» séminales; il joignit à ce fait important l'exposé d'expé-
» riences faites sur des cabiais, dans lesquelles l'irritation de

» la moelle au moyen d'un stylet promené dans le canal
» rachidien, depuis l'occiput jusqu'aux lombes, produisait
» l'éjaculation. Ce résultat était d'une trop haute importance
» pour ne pas fixer toute mon attention : aussi me suis-je
» empressé de répéter l'expérience avec M. le docteur Du-
» chène, mon compatriote et mon ami. »

Cette expérience, M. Brachet l'a faite sur un lapin, faute
d'avoir pu se procurer des cabiais mâles; et comme il n'a
observé ni érection ni éjaculation, il termine son exposé par
les considérations suivantes :

« Cette expérience est donc en opposition avec celle de
» M. Ségalas. Elle vient confirmer notre opinion sur la sous-
» traction des vésicules séminales à l'influence directe du
» système céphalo-rachidien. Si je l'ai pratiquée, c'était pour
» ne pas avoir à me reprocher la moindre omission apparente
» sur ce sujet; car elle n'est que la répétition de la même ex-
» périence que j'avais faite cent fois dans un autre but, il est
» vrai, mais sans avoir jamais remarqué l'éjaculation; et je
» pense que ce phénomène aurait fixé mon attention s'il se
» fût présenté souvent.

» Cependant je ne doute ni de la vérité ni de l'exacti-
» tude de l'expérience faite par M. Ségalas : seulement je
» pense qu'il en a tiré une conséquence prématurée, en fai-
» sant dépendre de l'irritation directe de la moelle une éja-
» culation qui, sans doute, a reconnu une tout autre cause.
» Ne sait-on pas, en effet, que certaines attitudes suffisent
» quelquefois pour amener l'évacuation spermatique ? Qui ne
» connaît les effets de la douleur et surtout de la flagellation
» pour produire ce phénomène ? Ces faits et mille autres

» qu'une effrénée débauche emploie et que les mœurs ré-
» prouvent, ne suffisent-ils pas pour nous faire présumer que
» l'animal expérimenté aura pu se trouver dans une de ces
» conditions, et qu'il aura d'autant plus volontiers éjaculé que
» peut-être il se trouvait dans un moment de rut, circon-
» stance qu'il ne faut pas perdre de vue dans des expériences
» semblables. »

Ma réponse sera courte : j'ai fait, à mon tour, l'expérience
dont il s'agit plus de cent fois, tant dans mon laboratoire
que dans mes cours, et presque toujours l'éjaculation a eu
lieu d'une manière non équivoque. A la vérité, j'ai opéré
constamment sur des cabiais, et constamment aussi mon attention portait spécialement sur ce phénomène.

Quant à l'érection, je me suis déjà expliqué : j'ai pu m'en
laisser imposer, sous ce rapport, par la matière gélatiniforme
des vésicules séminales, matière qui, en venant se concréter
instantanément dans l'urètre et le prépuce des cabiais
soumis à la dilacération de la moelle de l'épine de haut en
bas, donne à ces parties un volume et une raideur d'une apparence trompeuse.

En ce qui regarde l'éjaculation, je pense que le résultat,
différent du mien, observé par M. Brachet, tient à ce que ce
physiologiste a opéré sur des lapins; car deux fois j'ai tenté
l'expérience dont il s'agit sur ces animaux, et deux fois la dilacération de la moelle de l'épine de haut en bas, faite de la
même manière que sur les cabiais, est restée sans action apparente sur les organes génitaux, ou du moins n'a produit
que des mouvements convulsifs du pénis, sans amener ni
érection ni éjaculation.

6e Question. *Quelle est l'influence de la lésion traumatique de la moelle de l'épine sur la conception, la gestation et la parturition ?*

J'ai trouvé cette question toute traitée, quoique indirectement, dans l'ouvrage de M. Brachet sur les fonctions du système nerveux ganglionnaire ; je vais me borner à reproduire les faits observés par cet habile expérimentateur. Ils sont curieux et concluants.

M. Brachet s'est procuré une jeune chienne d'une petite espèce qui était en folie pour la première fois ; il a laissé avec elle pendant plusieurs heures un chien de la même espèce, sans leur permettre de s'accoupler ; puis il a fait à la chienne la section de la moelle épinière, vers le milieu de la région lombaire entre les 2ᵉ et 3ᵉ vertèbres ; il a couvert la plaie et fait tenir la chienne droite. Le chien n'a pas hésité à s'en approcher, et il a mis tout le temps nécessaire à la consommation de l'acte. Aussitôt après, la plaie a été pansée soigneusement, et le repos le plus absolu a été gardé : la chaleur, la tuméfaction, le suintement des organes génitaux, ont continué encore pendant quelques jours. La plaie s'est promptement cicatrisée ; mais, quoique cette chienne eût conservé de l'appétit, elle a dépéri de jour en jour, et au bout d'un mois elle a succombé. La corne gauche était vide, et la corne droite contenait deux embryons bien développés et de la grosseur d'un hanneton.

M. Brachet a connu une dame, déjà mère de trois enfants, qui devint paraplégique ; la perte de la sensibilité était complète jusqu'au-dessus du pubis ; la sensation du coït était anéantie, et cependant elle devint mère pour la quatrième fois.

Moi-même j'ai soigné récemment , avec M. Fleury, un miroitier dont la femme, d'ailleurs bien portante et jeune encore, est privée de toute sensibilité dans les organes sexuels ; ce qui ne l'a pas empêchée d'avoir plusieurs enfants dans ces conditions.

.On peut donc conclure que la conception se fait indépendamment de la moelle épinière.

Pour ce qui est de la gestation , l'expérience et l'observation que nous venons de citer, d'après M. Brachet, montrent déjà qu'elle peut avoir lieu malgré la lésion de la moelle de l'épine et dans l'état de paraplégie. Mais ce physiologiste ne s'est pas contenté de ces faits ; il en a cherché d'autres dans une expérimentation directe. Les voici :

1re *expérience*. Vingt-quatre heures après avoir fait , à plusieurs reprises couvrir une lapine, il a pratiqué la section de la moelle, dans la région lombaire : tout le train de derrière a été paralysé. La plaie s'est cicatrisée assez rapidement : cependant l'animal s'est affaibli peu à peu, il a perdu l'appétit et a succombé vingt-trois jours après la section. Les cornes de la matrice contenaient chacune trois fœtus de lapin bien formés.

2e *expérience*. La même section a été pratiquée, et dans les mêmes conditions , à une autre lapine qui a langui pendant quatre semaines, et a présenté à l'autopsie quatre fœtus dans une corne et trois dans l'autre ; ils n'étaient guère plus développés que ceux de l'expérience précédente.

3e *expérience*. M. Brachet a répété la même expérience sur quatre femelles de cabiais. L'une a succombé trop tôt pour fournir des résultats; une seconde a survécu dix jours et a laissé voir plusieurs fœtus bien distincts ; la troisième a vécu 15 jours et elle portait cinq fœtus; la quatrième est allée jusqu'à 19 jours; elle portait deux fœtus dans une corne ; ils étaient presque à terme.

Comme, dans ces expériences, M. Brachet n'a examiné l'utérus qu'à la mort de l'animal et qu'il n'a pu rien observer sur les conditions de santé des fœtus, j'ai, de mon côté, coupé la moelle de l'épine, dans la région lombaire , à une lapine presque à terme, et je lui ai mis les deux cornes de l'utérus à découvert quatre-vingt-seize heures après , pendant qu'elle était encore pleine de vie : j'ai trouvé les fœtus, au nombre de douze, dans des conditions de sensibilité, de mouvement, de circulation, en tout identiques à celles où on les trouve dans les lapines qui n'ont subi aucune blessure antérieure.

J'ai observé le même résultat sur une femelle de cabiai qui portait deux fœtus, et dont la moelle lombaire et la moelle dorsale avaient été détruites soixante-douze heures avant l'examen de l'utérus.

La conséquence générale à déduire de ces faits , c'est que la gestation est indépendante de l'action de la moelle épinière, ou du moins que la vie du fœtus peut être entretenue sans l'influence de ce centre nerveux.

M. Brachet a fait sur la parturition les expériences que voici :

1° Sur une femelle de cabiai, déjà en travail pour le part, il a pratiqué la section de la moelle de l'épine dans la région lombaire. Les contractions et les efforts pour accoucher ont été aussitôt suspendus ; cependant il y a eu encore quelques frémissements du bas-ventre; les mouvements n'étaient pas entièrement abolis ; ils se renouvelèrent faiblement à peu d'intervalle , pendant les trois jours que l'animal a survécu sans mettre bas.

2° Sur une autre cabiai également en travail, la section de la moelle épinière fut faite entre la 2ᵉ et la 3ᵉ vertèbres lombaires; comme ci-dessus, les mouvements furent diminués et ralentis. Ce n'était plus le travail, mais l'abdomen continua de légères contractions. Les mouvements partaient des flancs ; le reste des mouvements observés dans l'abdomen n'était que communiqué.

3° Sur une troisième femelle de cabiai en travail, M. Brachet fit la section de la moelle entre les deuxième et troisième vertèbres dorsales. Les contractions furent complétement anéanties, et le part n'eut pas lieu. L'animal périt au bout de douze heures.

4° La même expérience a été faite sur une quatrième femelle de cabiai en travail; les contractions ont de même été arrêtées ; elle a vécu vingt et une heures.

5° Une lapine était près de mettre bas. Aussitôt que le travail fut bien établi , M. Brachet coupa la moelle épinière à la dernière vertèbre dorsale. Toute espèce de contraction fut suspendue. M. Brachet monta une pile voltaïque, et une heure après l'opération , il mit l'extrémité supérieure du fragment inférieur de la moelle en rapport avec un pôle, et l'utérus avec l'autre, de manière à établir le courant de l'un à l'autre organe. Les cornes utérines entrèrent en contraction , et, après trois heures de travail en quelque sorte artificiel, la lapine mit bas un petit , qui fut suivi d'un second un quart-d'heure après , et d'un troisième demi-heure plus tard. L'animal s'affaiblit, et il ne put plus expulser d'autre petit , malgré le courant galvanique. La lapine succomba à la cinquième heure, avec cinq petits à faire.

6° Une femelle de cochon d'Inde était en travail depuis une heure. M. Brachet lui pratiqua dans la région sacrée une incision; il porta un stylet tranchant dans le canal sacré , et coupa le faisceau de nerfs qui termine la moelle; il fit ensuite deux incisions sur le trajet de la colonne vertébrale, l'une au dos , l'autre aux lombes , sans intéresser la moelle. L'animal donna les marques d'une vive souffrance, les contractions utérines continuèrent , et en moins de deux heures , elle mit bas cinq petits vivants et bien constitués.

A la suite de ces expériences , qui montrent jusqu'à l'évidence que les contractions de l'utérus sont sous l'influence de la moelle de l'épine, M. Brachet rappelle l'observation de la dame paraplégique qui a porté jusqu'à terme un enfant conçu dans cet état, et dont l'accouchement a nécessité l'emploi du forceps, comme aussi la sortie du placenta a exigé le secours de la main.

Des observations et des expériences qui précèdent, je crois pouvoir conclure, sous le rapport physiologique :

1° Que la lésion traumatique de la moelle de l'épine n'empêche point la sécrétion de l'urine;

2° Qu'elle ne trouble point directement la composition de ce liquide ;

3° Que l'altération de composition qui se montre ultérieurement dans les urines est la conséquence de l'inflammation catarrhale de la vessie, inflammation produite elle-même, soit par la présence prolongée de la même urine dans ce viscère, soit par l'action de la sonde à demeure, et cela avec ou sans le concours d'autres causes ;

4° Que la paraplegie traumatique commence toujours par être compliquée de la rétention d'urine, et que l'incontinence d'urine qui succède à cette seconde maladie, en l'absence de soins appropriés, a lieu d'abord parce que la vessie, distendue outre mesure, ne peut plus recevoir le liquide, et ensuite parce que cet organe, fortement enflammé, se refuse à fonctionner comme réservoir.

5° Que la lésion traumatique de la moelle de l'épine n'arrête point la sécrétion du sperme ;

6° Qu'elle n'altère point sensiblement la composition de ce liquide ;

7° Qu'elle provoque souvent des érections sans désirs, auxquels succèdent parfois des désirs sans érections ;

8° Qu'elle n'apporte point toujours un obstacle permanent aux rapports sexuels ;

9° Qu'elle ne s'oppose point à la conception, ni à la gestation; et que, lorsque cette lésion a lieu, la parturition chez les femelles d'animaux, et l'accouchement chez la femme nécessitent l'emploi de moyens artificiels, soit physiques, soit mécaniques (1).

(1) La dernière partie de cette conclusion, fondée uniquement sur des expériences de M. Brachet et sur une observation, est trop absolue ;

Considérés au point de vue de la chirurgie, les faits que j'ai établis mènent ensuite à des conséquences de la plus haute importance pour la pratique, aux suivantes, entre autres :

Il faut vider régulièrement la vessie de tout homme frappé de paraplégie traumatique ;

Il faut se garder de lui laisser la sonde à demeure ;

Il faut éviter de le traiter par les moyens qui exercent une action irritante sur la vessie.

Si maintenant on envisage ces conclusions dans leur ensemble, on reconnaîtra sans peine, je pense, que la moelle de l'épine n'a pas d'influence directe sur les fonctions des reins, des testicules, des ovaires, non plus que sur les conditions de l'urine, du sperme, du fœtus ; tandis que cette moelle tient sous sa dépendance la vessie, les vésicules séminales et l'utérus, et que les facultés expulsives de ces divers réservoirs sont plus ou moins profondément troublées par ses lésions traumatiques.

Je ne parle pas d'une conséquence relative à la circulation qui émane de quelques unes de mes expériences, et qui contredit formellement un résultat général annoncé en ces termes par Legallois :

je viens d'en avoir la preuve : une lapine chez laquelle j'avais arrêté le travail pour le part, en coupant la moelle de l'épine dans la région lombaire, a fini par se débarrasser de onze petits sur douze, après six jours de retard. Toutefois, je pense devoir conserver ici la rédaction telle que je l'ai présentée à l'Académie, parce qu'elle y a donné lieu à une discussion que M. le secrétaire est tenu de reproduire.

« Toutes les fois que l'on va jusqu'à anéantir l'action de la
» moelle dans toute sa longueur, la circulation est arrêtée
» sans retour (1).

Cette conséquence, savoir, que, malgré la destruction complète de la moelle de l'épine, la circulation peut continuer dans certaines limites de temps et d'espace, constitue un fait de la plus grande importance; mais elle est étrangère au sujet que je viens de traiter; elle trouvera sa place ailleurs.

(1) *Expériences sur le principe de la vie*, p. 146. 1812.

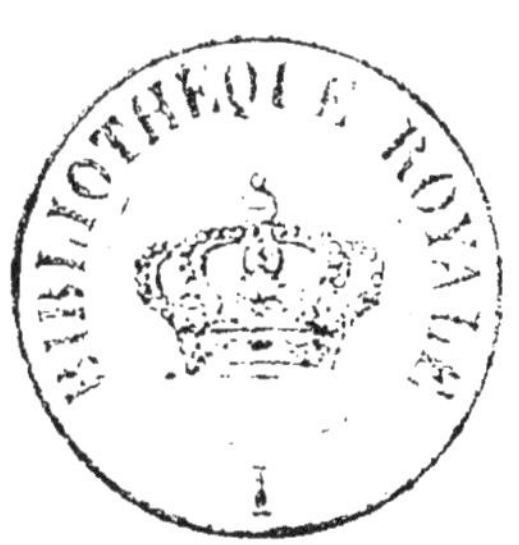

www.ingramcontent.com/pod-product-compliance
Ingram Content Group UK Ltd.
Pitfield, Milton Keynes, MK11 3LW, UK
UKHW020954220726
13924UKWH00002B/683